MANEJO DE LA IRA PARA NIÑOS ADOLESCENTES

Una guía de dominio emocional para niños sobre cómo controlar la ira y ganar autocontrol

Alina Robertson

Descargo de responsabilidad

Este libro está destinado únicamente a fines educativos e informativos. La información proporcionada en este libro no pretende reemplazar el asesoramiento o tratamiento profesional. El autor y el editor renuncian a cualquier responsabilidad, pérdida o riesgo incurrido como consecuencia, directa o indirecta, del uso y aplicación de cualquier contenido de este libro. Se anima a los lectores a buscar orientación profesional y apoyo de profesionales calificados para cualquier inquietud o problema específico relacionado con el manejo de la ira o la salud mental.

Si bien se han hecho todos los esfuerzos posibles para garantizar la exactitud e integridad de la información proporcionada en este libro, el autor y el editor no hacen ninguna representación ni garantía de ningún tipo, expresa o implícita, sobre la integridad, exactitud, confiabilidad, idoneidad o disponibilidad con respecto al contenido de este libro. Por lo tanto, cualquier confianza que usted deposite en dicha información es estrictamente bajo su propio riesgo.

Los puntos de vista y opiniones expresados en este libro son los del autor y no reflejan necesariamente la política o posición oficial de ninguna organización o institución mencionada en el libro.

Alina Robertson no es una terapeuta, psicóloga o consejera autorizada, y la información proporcionada en este libro no debe considerarse un sustituto del asesoramiento o tratamiento profesional. Se anima a los lectores a consultar con profesionales calificados para obtener orientación y apoyo personalizados.

Tabla de contenido

	5
Introducción	7
Explorando los desencadenantes de la ira	14
La ciencia detrás de la ira	21
Expresar la ira de manera constructiva	28
Estrategias para controlar la ira	35
Desarrollar la conciencia emocional	47
Construyendo relaciones saludables	56
Cómo afrontar la ira en situaciones difíciles	65
Buscando apoyo	76
Avanzando	86
Conclusión	93

Introducción

Jake estaba sentado desplomado en su escritorio, con los puños cerrados y la mandíbula apretada. Podía sentir la familiar oleada de ira creciendo dentro de él, como un volcán a punto de hacer erupción. Había sido un día difícil: primero, una acalorada discusión con su mejor amigo por un malentendido, luego una reprimenda de su maestro por olvidarse de entregar su tarea. Todo parecía ir mal y Jake no sabía cómo detener la creciente frustración.

Cuando sonó la campana, señalando el final del día escolar, Jake salió furioso del aula, sin apenas reconocer a sus compañeros al pasar. Podía sentir el calor irradiando de su cuerpo, su corazón latiendo con fuerza en su pecho. Todo lo que quería hacer era escapar: del ruido, de la presión, de la abrumadora oleada de emociones que amenazaban con engullirlo.

Pero cuando Jake salió al aire fresco de la tarde, algo llamó su atención: un pequeño pájaro posado en una rama cercana, con las plumas agitadas por la suave brisa. Por un momento, la ira de Jake pareció desvanecerse mientras observaba al pájaro, su delicada belleza contrastaba marcadamente con la agitación que asolaba su interior.

En ese momento de quietud, Jake se dio cuenta de algo profundo: que la ira, como las nubes de tormenta que se acumulan en el cielo, eventualmente pasaría. Y así como el pájaro había capeado la tormenta, él también pudo hacerlo. Con una respiración profunda, Jake tomó la decisión consciente de dejar ir su ira, de liberar la tensión que se había ido acumulando en su interior.

Mientras caminaba a casa, Jake no pudo evitar sentir una sensación de alivio invadiéndolo. Sabía que la ira siempre sería parte de su vida, pero ahora también sabía que tenía el poder de controlarla. Y con ese conocimiento llegó una nueva sensación de libertad: la libertad de elegir la paz, incluso en medio del caos.

La adolescencia es una época de tremendo crecimiento y cambio, marcada por un torbellino de emociones, experiencias y desafíos. Para muchos adolescentes, recorrer este viaje puede parecer como montar en una montaña rusa, con altibajos de emoción y mínimos de frustración e ira. Este libro está diseñado para ser su guía, ofreciendo estrategias prácticas y conocimientos para ayudarle a comprender, gestionar y, en última instancia, aprovechar el poder de su ira.

Entendiendo la ira:
La ira es una emoción natural y normal que todo el mundo experimenta en algún momento de su vida. Es una respuesta a sentirse amenazado, frustrado o herido, y puede manifestarse de varias maneras, desde irritación y molestia hasta ira en toda regla.

Comprender la ira es el primer paso para gestionarla de forma eficaz.

En esencia, la ira suele ser una señal de que algo anda mal o necesita atención. Puede ser desencadenado por eventos externos, como conflictos con amigos o familiares, presión académica o sentirse incomprendido o tratado injustamente. También puede deberse a factores internos, como baja autoestima, expectativas no cumplidas o traumas no resueltos.

Por qué la ira es importante para los adolescentes:
La ira es particularmente significativa durante la adolescencia por varias razones. En primer lugar, la adolescencia es un período de intenso desarrollo emocional, durante el cual los adolescentes aprenden a manejar sus sentimientos y expresarse de manera asertiva. La ira, si no se controla, puede alterar este proceso y provocar relaciones tensas, mala toma de decisiones e incluso violencia.

En segundo lugar, la ira no resuelta puede tener consecuencias a largo plazo en la salud física y mental. La ira crónica se ha relacionado con una variedad de problemas, que incluyen depresión, ansiedad, abuso de sustancias y problemas cardiovasculares. Al aprender a manejar su enojo desde el principio, los adolescentes pueden sentar las bases para un futuro más saludable y feliz.

Por último, la ira puede ser una fuerza poderosa para el cambio positivo cuando se canaliza de manera constructiva. Puede motivar a los adolescentes a defenderse a sí mismos y a los demás, oponerse a la injusticia y abordar problemas subyacentes en sus vidas. Al aprender a aprovechar su ira de manera productiva, los adolescentes pueden convertirse en personas más resilientes, empáticas y empoderadas.

Explorando los desencadenantes de la ira

Comprender qué desencadena su ira es esencial para un manejo eficaz de la ira. Los desencadenantes pueden variar ampliamente de persona a persona y pueden ser tanto internos como externos. En esta sección, profundizaremos en la identificación de desencadenantes personales y el reconocimiento de desencadenantes externos, lo que le permitirá comprender y gestionar mejor su ira.

Identificar desencadenantes personales

Los desencadenantes personales son aquellos factores internos que pueden provocar sentimientos de ira. Estos factores desencadenantes suelen tener su origen en experiencias, creencias y valores pasados, y pueden variar mucho de un individuo a otro. Identificar sus desencadenantes personales es el primer paso para controlar su ira.

1. **Reflexione sobre experiencias pasadas:** Tómese un tiempo para reflexionar sobre experiencias pasadas que le hayan provocado sentimientos de ira. ¿Hubo un tema o patrón recurrente? Por ejemplo, es posible que se enoje cuando siente que le faltan el respeto o cuando se cruzan sus límites.

2. **Explore las creencias fundamentales:** nuestras creencias sobre nosotros mismos, los demás y el mundo que nos rodea pueden influir significativamente en cómo interpretamos y respondemos a las situaciones. Considere si tiene alguna creencia fundamental que contribuya a su enojo. Por ejemplo, si cree que siempre debe tener el control o que no es lo suficientemente bueno, puede enojarse cuando las cosas no salen según lo planeado.

3. **Identifique los factores desencadenantes en situaciones específicas:** preste atención a situaciones o contextos en los que tiende a experimentar

niveles elevados de ira. ¿Es durante conflictos con compañeros o figuras de autoridad? ¿Es en respuesta a críticas o injusticias percibidas? Al identificar los factores desencadenantes comunes, puede comenzar a desarrollar estrategias para gestionarlos de forma más eficaz.

4. **Controle las respuestas físicas y emocionales:** observe cómo reaccionan su cuerpo y su mente cuando se encuentra con un desencadenante. ¿Experimenta tensión en los músculos, latidos cardíacos rápidos o pensamientos acelerados? Tomar conciencia de las señales físicas y emocionales puede ayudarle a reconocer cuándo se siente desencadenado y a tomar medidas proactivas para aliviar la situación.

5. **Lleve un diario de desencadenantes:** considere llevar un diario en el que registre los casos de ira y los eventos o pensamientos que los precedieron. Esto puede ayudarle a identificar patrones a lo largo del tiempo y

obtener una visión más profunda de sus factores desencadenantes personales.

Si se toma el tiempo para identificar sus factores desencadenantes personales, podrá obtener un mayor control sobre su ira y desarrollar formas más adaptativas de responder a situaciones desafiantes.

Reconocer desencadenantes externos

Los desencadenantes externos son factores del entorno que pueden provocar sentimientos de ira. Estos desencadenantes pueden incluir personas, lugares, situaciones o eventos específicos que provocan una fuerte respuesta emocional. Aprender a reconocer y gestionar los desencadenantes externos es crucial para mantener la estabilidad emocional y prevenir una escalada.

1. **Identifique los desencadenantes comunes:** comience identificando los desencadenantes externos comunes que provocan sentimientos de ira. Esto podría

incluir ser criticado, sentirse ignorado o despedido, o encontrarse con situaciones que desafíen su sentido de equidad o justicia.

2. **Preste atención a las señales ambientales:** observe cómo su entorno afecta su estado de ánimo y comportamiento. ¿Hay ciertos lugares o entornos donde tiendes a sentirte más irritable o nervioso? Preste atención a factores como los niveles de ruido, el hacinamiento o la temperatura, que pueden influir en su estado emocional.

3. **Reconocer las situaciones desencadenantes:** Ciertas situaciones pueden desencadenar inherentemente la ira, como estar atrapado en el tráfico, esperar en largas colas o lidiar con fallas tecnológicas. Al anticipar estos factores desencadenantes, puede prepararse mental y emocionalmente para afrontarlos de forma más eficaz.

4. **Establezca límites:** Establecer límites puede ayudarle a protegerse de factores

externos que están bajo su control. Por ejemplo, si ciertas personas constantemente provocan sentimientos de ira, considere establecer límites en torno a sus interacciones con ellas o encontrar formas de limitar su exposición.

5. **Practique la atención plena:** Las técnicas de atención plena, como la respiración profunda, la meditación o los ejercicios de conexión a tierra, pueden ayudarle a mantenerse presente y centrado cuando se enfrente a factores desencadenantes externos. Al cultivar la atención plena, puedes desarrollar una mayor conciencia de tus reacciones y elegir respuestas más adaptativas.

6. **Busque apoyo:** no dude en buscar apoyo de amigos, familiares o profesionales si tiene dificultades para gestionar los factores externos por su cuenta. Hablar con alguien en quien confíe puede brindarle perspectiva, validación y consejos prácticos para afrontar situaciones desafiantes.

Al reconocer los desencadenantes externos y desarrollar estrategias para manejarlos, puede reducir la frecuencia y la intensidad de su ira, lo que conduce a un mayor bienestar emocional y armonía interpersonal.

Comprender y controlar los desencadenantes de la ira es un aspecto crucial del manejo de la ira en los adolescentes. Al identificar los desencadenantes personales y reconocer los desencadenantes externos, puede obtener un mayor control sobre sus respuestas emocionales y navegar los altibajos de la adolescencia con mayor orientación y resiliencia.

La ciencia detrás de la ira

Comprender la ciencia detrás de la ira puede proporcionar información valiosa sobre cómo afecta el cuerpo y la mente. Desde cambios fisiológicos hasta procesos neuronales, la ira es una emoción compleja con un impacto de amplio alcance. En esta sección, exploraremos cómo la ira afecta el cuerpo y la mente y profundizaremos en la neurobiología de la ira.

Cómo afecta la ira al cuerpo y la mente

La ira desencadena una cascada de respuestas fisiológicas que preparan al cuerpo para reaccionar ante amenazas o desafíos percibidos. Cuando experimenta ira, su cuerpo libera hormonas del estrés como la adrenalina y el cortisol, que aumentan la frecuencia cardíaca, la presión arterial y la frecuencia respiratoria. Esta excitación fisiológica suele ir acompañada de tensión muscular, mayor estado de alerta y una oleada de energía, que lo prepara para luchar o huir.

Si bien estas respuestas pueden ser adaptativas en determinadas situaciones, la ira crónica o intensa puede afectar la salud física y mental. La exposición prolongada a las hormonas del estrés puede debilitar el sistema inmunológico, alterar los patrones de sueño y contribuir a problemas cardiovasculares como presión arterial alta y enfermedades cardíacas. Además, la ira crónica se ha relacionado con un mayor riesgo de ansiedad, depresión y otros trastornos de salud mental.

A nivel cognitivo, la ira puede afectar el juicio, la toma de decisiones y el control de los impulsos. Cuando estás enojado, la corteza prefrontal de tu cerebro, responsable del pensamiento racional y la autorregulación, puede volverse menos activa, mientras que las regiones asociadas con el procesamiento emocional y la reactividad, como la amígdala, pueden volverse más activas. Este desequilibrio puede conducir a un comportamiento impulsivo o agresivo, así como a dificultad para ver situaciones desde perspectivas alternativas.

Además, la ira puede afectar las relaciones interpersonales, ya que a menudo conduce a interrupciones en la comunicación, conflictos y resentimiento. Cuando las personas no pueden controlar eficazmente su ira, las relaciones con la familia, los amigos y los compañeros pueden tensarse, lo que genera sentimientos de aislamiento y soledad.

Neurobiología de la ira
La neurobiología de la ira implica interacciones complejas entre varias regiones del cerebro, neurotransmisores y sistemas hormonales. En el centro del circuito de la ira del cerebro se encuentra la amígdala, una estructura con forma de almendra ubicada dentro del sistema límbico. La amígdala juega un papel central en el procesamiento de las emociones,

particularmente el miedo, la agresión y la ira.

Cuando se percibe una amenaza o una injusticia, la información sensorial se transmite a la amígdala, que luego envía señales a otras regiones del cerebro, como el hipotálamo y el tronco del encéfalo, para iniciar la respuesta del cuerpo al estrés. Esto desencadena la liberación de hormonas del estrés, que preparan al cuerpo para la acción y amplifican la excitación emocional.

Además de la amígdala, otras regiones del cerebro, como la corteza prefrontal y la corteza cingulada anterior, desempeñan funciones importantes en la regulación y modulación de las respuestas de ira. La corteza prefrontal participa en procesos cognitivos como la toma de decisiones, el control de impulsos y la regulación de las emociones, mientras que la corteza cingulada anterior ayuda a controlar y regular la excitación emocional.

Los neurotransmisores como la dopamina, la serotonina y la norepinefrina también desempeñan un papel clave en la experiencia y expresión de la ira. Los desequilibrios en estos sistemas de neurotransmisores se han implicado en diversos trastornos psiquiátricos caracterizados por una ira desregulada, como la depresión, la ansiedad y el trastorno de estrés postraumático (TEPT).

Comprender la neurobiología de la ira puede proporcionar información valiosa sobre sus mecanismos subyacentes e informar el desarrollo de intervenciones más efectivas para el manejo de la ira. Al centrarse en regiones cerebrales, sistemas de neurotransmisores y vías hormonales específicas, los investigadores y médicos pueden desarrollar estrategias personalizadas para prevenir y tratar los problemas relacionados con la ira.

En conclusión, la ira es una emoción compleja con profundos efectos tanto en el cuerpo como en la mente. Al comprender cómo la ira afecta las respuestas fisiológicas del cuerpo y los circuitos neuronales del cerebro, podemos obtener una mayor comprensión de sus mecanismos subyacentes y desarrollar estrategias más efectivas para controlar la ira y promover el bienestar emocional.

Expresar la ira de manera constructiva

La ira es una emoción natural y válida, pero expresarla de manera constructiva es clave para mantener relaciones sanas y resolver conflictos de manera efectiva. En esta sección, exploraremos dos aspectos importantes de la expresión de la ira de manera constructiva: habilidades de comunicación y técnicas de asertividad.

Habilidades de comunicación

La comunicación efectiva es esencial para expresar la ira de manera constructiva. Implica expresar sus sentimientos de forma clara y asertiva y al mismo tiempo escuchar con empatía la perspectiva de los demás. Aquí hay algunas habilidades de comunicación que pueden ayudarlo a expresar la ira de manera constructiva:

1. Utilice declaraciones en primera persona: Al expresar enojo, concéntrese en sus propios sentimientos y experiencias utilizando declaraciones en primera persona. Por ejemplo, en lugar de decir: "Siempre me haces enojar", intenta decir: "Me siento frustrado cuando...".

2. Sea específico y concreto: articule claramente el comportamiento o acción que está causando su enojo y proporcione ejemplos específicos si es posible. Evite generalizaciones o exageraciones, ya que pueden socavar la validez de su mensaje.

3. Mantenga la calma y el control: mantenga una conducta tranquila y serena al expresar enojo. Evite gritar, insultar o utilizar un lenguaje corporal agresivo, ya que pueden intensificar los conflictos y obstaculizar la comunicación efectiva.

4. Escuche activamente: esté atento y tenga la mente abierta al escuchar la perspectiva de los demás. Valide sus sentimientos y muestre empatía, incluso si no está de acuerdo con su punto de vista. La escucha activa puede ayudar a reducir los conflictos y fomentar el entendimiento mutuo.

5. Busque soluciones: concéntrese en encontrar soluciones mutuamente aceptables al problema subyacente en lugar de culpar o buscar venganza. Colabore con la otra parte para pensar en posibles soluciones y trabajar juntos para lograr una resolución.

6. Tome descansos si es necesario: si las emociones están a flor de piel y la comunicación se vuelve sincera, está bien tomar un descanso y revisar la conversación más tarde. Utilice este tiempo para calmarse, reflexionar sobre sus sentimientos y ordenar sus pensamientos antes de reanudar la discusión.

Técnicas de asertividad

La asertividad implica expresar sus pensamientos, sentimientos y necesidades de una manera clara, respetuosa y segura, respetando al mismo tiempo los derechos y límites de los demás. Las técnicas de asertividad pueden ayudarle a hacer valer sus derechos y comunicar su enojo de manera efectiva sin recurrir a la agresión o la pasividad. Aquí hay algunas técnicas de asertividad a considerar:

1. **Utilice declaraciones en primera persona:** Como se mencionó anteriormente, las declaraciones en primera persona pueden ayudarle a hacer valer sus sentimientos y necesidades sin culpar ni atacar a los demás. Por ejemplo, "Me siento molesto cuando me interrumpes durante las reuniones. Te agradecería que me dejaras terminar de hablar".

2. **Establezca límites:** defina claramente sus límites y comuníqueselos asertivamente a los demás. El establecimiento de límites asertivo implica establecer sus límites con firmeza y respeto, y estar dispuesto a hacerlos cumplir si es necesario. Por ejemplo, "No me siento cómodo prestando mis pertenencias sin permiso. Pregúntame primero antes de usarlas".

3. Practique la escucha activa: la comunicación asertiva implica no sólo expresarse sino también escuchar activamente las necesidades y preocupaciones de los demás. Muestre empatía y comprensión, y demuestre que valora su perspectiva.

4. Utilice un lenguaje corporal asertivo: preste atención a su lenguaje corporal cuando se imponga. Párate o siéntate derecho, haz contacto visual y usa un tono de voz firme pero tranquilo. Evite cruzar los brazos, moverse inquieto o evitar el contacto, ya que esto puede indicar una actitud defensiva o inseguridad.

5. Aprenda a decir no: La asertividad significa ser capaz de decir no cuando sea necesario sin sentirse culpable ni disculparse excesivamente. Practique decir no de manera asertiva pero respetuosa y ofrezca alternativas o compromisos cuando sea apropiado.

6. Utilice técnicas asertivas de resolución de conflictos: cuando surjan conflictos, las técnicas asertivas de resolución de conflictos pueden ayudarle a abordar el problema directamente y hacer valer sus necesidades, respetando al mismo tiempo los derechos y sentimientos de los demás. Concéntrese en encontrar soluciones beneficiosas para todos que satisfagan las necesidades de todas las partes involucradas.

Al dominar las habilidades de comunicación y las técnicas de asertividad, puede expresar la ira de manera constructiva, resolver conflictos de manera efectiva y mantener relaciones saludables con los demás. Recuerde que expresar la ira de manera constructiva no se trata de reprimir o negar sus emociones, sino más bien de expresarlas de una manera que respete tanto a usted mismo como a los demás.

La ira es una emoción poderosa que, si no se controla, puede tener consecuencias negativas en nuestras relaciones, salud y bienestar general. Afortunadamente, existen varias estrategias efectivas para controlar la ira de manera saludable y constructiva. En esta sección, exploraremos tres estrategias clave: ejercicios de respiración profunda y relajación, reestructuración cognitiva y técnicas de resolución de problemas.

Ejercicios de respiración profunda y relajación.

Los ejercicios de respiración profunda y relajación son herramientas poderosas para calmar el cuerpo y la mente durante momentos de ira. Estas técnicas funcionan activando la respuesta de relajación del cuerpo, que contrarresta la excitación fisiológica asociada con la ira. Aquí hay algunos ejercicios de relajación que puedes probar:

1. Respiración profunda: Practique ejercicios de respiración profunda para disminuir el ritmo cardíaco y promover sentimientos de calma. Siéntese o acuéstese en una posición cómoda, cierre los ojos y respire lenta y profundamente por la nariz, llenando los pulmones de aire. Aguante la respiración durante unos segundos y luego lentamente por la boca. Repita este proceso varias veces hasta que se sienta más relajado.

2. Relajación muscular progresiva (PMR): la PMR implica tensión y luego liberar cada grupo de músculos del cuerpo, uno a la vez, para promover la relajación y la relajación. Comience con los dedos de los pies y avance hasta la cabeza, tensando cada grupo de músculos durante unos segundos antes de soltarlos. Concéntrese en la sensación de relajación mientras libera la tensión en cada grupo muscular.

3. Visualización: Cierra los ojos e imagínate en un lugar tranquilo y relajante, como una playa, un bosque o un refugio en la montaña. Visualice las vistas, los sonidos y las sensaciones de este ambiente tranquilo, permitiéndose sumergirse completamente en la experiencia. La visualización puede ayudar a distraer la mente de los pensamientos que provocan ira y promover la relajación.

4. Meditación de atención plena: Practique la meditación de atención plena para cultivar la conciencia del momento presente y la aceptación sin prejuicios de sus pensamientos y sentimientos. Concéntrese en su respiración, en sus sensaciones corporales o en un objeto específico de meditación, y devuelva suavemente su atención cada vez que su mente divaga. La meditación de atención plena puede ayudarte a observar tu ira sin sentirte abrumado por ella.

Al incorporar ejercicios de respiración profunda y relajación en su rutina diaria, puede desarrollar resiliencia ante los desencadenantes de la ira y cultivar una mayor sensación de calma y equilibrio emocional.

Reestructuración cognitiva

La reestructuración cognitiva implica identificar y desafiar los pensamientos irracionales o inútiles que contribuyen a la ira y reemplazarlos por otros más equilibrados y racionales. Esta técnica se basa en la premisa de que nuestros pensamientos influyen en nuestras emociones y comportamientos, por lo que al cambiar nuestros patrones de pensamiento, podemos cambiar cómo nos sentimos y reaccionamos ante las situaciones. Aquí se explica cómo practicar la reestructuración cognitiva:

1. Identifique los pensamientos que provocan ira: preste atención a los pensamientos y creencias que acompañan a los sentimientos de ira. ¿Existen patrones o temas recurrentes? Las distorsiones cognitivas comunes asociadas con la ira incluyen el pensamiento en blanco y negro, la catastrofización y la personalización.

2. Desafíe los pensamientos irracionales: una vez que haya identificado sus pensamientos que le provocan ira, desafíelos haciéndose preguntas como:
- ¿Qué pruebas tienes para sustentar este pensamiento?
- ¿Estoy sacando conclusiones precipitadas o exagerando la situación?
- ¿Existen explicaciones o perspectivas alternativas que no he considerado?

3. **Genere pensamientos más equilibrados:** reemplace los pensamientos irracionales o inútiles por otros más equilibrados y racionales. Por ejemplo, en lugar de pensar: "Esto es injusto y no lo soporto", intente reformularlo como: "Esta situación es desafiante, pero puedo manejarla. Me concentraré en encontrar una solución".

4. Practique el diálogo interno positivo: utilice afirmaciones positivas y estímulo para reforzar su confianza y autoestima. Recuerde sus puntos fuertes, sus capacidades de afrontamiento y sus éxitos pasados en el manejo de la ira. El diálogo interno positivo puede ayudar a contrarrestar los patrones de pensamiento negativos y desarrollar resiliencia ante los desencadenantes de la ira.

5. Busque perspectiva: hable con amigos de confianza, familiares o un terapeuta sobre sus pensamientos y creencias que le provocan ira. Obtener una perspectiva externa puede ayudarle a desafiar los patrones de pensamiento distorsionados y obtener información sobre formas más constructivas de interpretar situaciones.

Al practicar la reestructuración cognitiva, puede desarrollar una mentalidad más equilibrada y adaptativa que le permita responder a los desencadenantes de la ira con mayor claridad, perspectiva y autocontrol.

Técnicas de resolución de problemas

Las habilidades efectivas para la resolución de problemas son cruciales para manejar la ira y resolver conflictos de manera constructiva. En lugar de reaccionar impulsivamente ante situaciones que provocan ira, las técnicas de resolución de problemas le permiten identificar los problemas subyacentes y trabajar para encontrar soluciones prácticas. Aquí hay algunas técnicas de resolución de problemas que puede probar:

1. Defina el problema: identifique claramente el problema o conflicto específico que está causando su enojo. Divida el problema en componentes más pequeños y manejables y considere los factores subyacentes que contribuyen a la situación.

2. Generar soluciones: realizar una lluvia de ideas sobre posibles soluciones al problema, considerando los resultados tanto a corto como a largo plazo. Sea creativo y de mente abierta, y no descarte ideas prematuramente. Incluso las soluciones aparentemente poco convencionales pueden tener valor.

3. Evaluar soluciones: evaluar los posibles beneficios y desventajas de cada solución, sopesando factores como la viabilidad, la eficacia y las consideraciones éticas. Considere cómo cada solución se alinea con sus valores y objetivos, y priorice aquellas que ofrezcan el mejor resultado general.

4. Haga un plan: una vez que haya seleccionado una solución preferida, cree un plan paso a paso para implementarla. Identifique las acciones específicas que debe tomar, los recursos que pueda necesitar y los posibles obstáculos que pueda encontrar en el camino.

5. Tome acción: ponga su plan en acción y comience a implementar la solución elegida. Manténgase concentrado y comprometido a seguir adelante con su plan, y esté preparado para ajustar el rumbo si es necesario en función de los comentarios y la nueva información.

6. Reflexionar y aprender: Después de implementar la solución elegida, tómese el tiempo para reflexionar sobre los resultados y las lecciones aprendidas de la experiencia. Celebre los éxitos y reconozca las áreas de mejora, y utilice esta retroalimentación para informar futuros esfuerzos de resolución de problemas.

Al practicar técnicas de resolución de problemas, puede abordar cuestiones subyacentes, resolver conflictos y evitar que la ira se convierta en un comportamiento destructivo. Las habilidades efectivas para la resolución de problemas le permiten abordar situaciones que provocan ira con una mentalidad proactiva y orientada a la solución, lo que conduce a resultados más positivos y relaciones más saludables.

Manejar la ira de manera efectiva requiere una combinación de estrategias que aborden los aspectos fisiológicos y psicológicos de la ira. Al incorporar ejercicios de respiración profunda y relajación, reestructuración cognitiva y técnicas de resolución de problemas en su conjunto de herramientas para el manejo de la ira, puede desarrollar una mayor resiliencia emocional, autoconciencia y habilidades interpersonales. Recuerde que controlar la ira es una habilidad que requiere tiempo y práctica para dominarla, pero con dedicación y perseverancia, puede aprender a afrontar situaciones desafiantes con mayor calma y confianza.

Desarrollar la conciencia emocional

La conciencia emocional es la capacidad de reconocer, comprender y gestionar nuestras propias emociones, así como las de los demás. Es una habilidad fundamental para la comunicación efectiva, las relaciones interpersonales y el bienestar general. En esta sección, exploraremos dos aspectos clave del desarrollo de la conciencia emocional: reconocer y nombrar las emociones, y desarrollar la empatía y la comprensión de los demás.

Reconocer y nombrar las emociones

El primer paso para desarrollar la conciencia emocional es reconocer y nombrar nuestras propias emociones. Muchas personas luchan por identificar y articular sus sentimientos, lo que puede generar dificultades para gestionarlos de forma eficaz. Aquí hay algunas estrategias para reconocer y nombrar emociones:

1. Práctica de atención plena: cultive la conciencia del momento presente a través de la meditación de atención plena o ejercicios de atención plena. Preste atención a sus pensamientos, sensaciones corporales y emociones sin juzgar, y practique etiquetar sus sentimientos a medida que surjan.

2. Controle consigo mismo: haga pausas periódicas a lo largo del día para controlarse y evaluar cómo se siente. Considere hacerse preguntas como: "¿Qué emociones estoy sintiendo actualmente?" y "¿Qué factores podrían estar influyendo en estas emociones?"

3. Utilice una rueda de sentimientos: utilice una rueda de sentimientos o un cuadro de emociones para ayudarle a identificar y nombrar emociones específicas. Estas ayudas visuales clasifican las emociones en categorías primarias y secundarias, lo que facilita identificar la emoción exacta que estás experimentando.

4. Llevar un diario: Lleve un diario donde pueda expresar y explorar sus pensamientos y sentimientos por escrito. Utilice un lenguaje descriptivo para articular sus emociones y reflexionar sobre las causas subyacentes o desencadenantes de cada emoción.

5. Practique el vocabulario emocional: amplíe su vocabulario emocional aprendiendo a diferenciar entre variaciones sutiles de las emociones. Por ejemplo, en lugar de simplemente decir "Me siento mal", trate de identificar si se siente decepcionado, frustrado o triste.

6. Preste atención a las señales físicas: Las emociones suelen ir acompañadas de sensaciones físicas como opresión en el pecho, mariposas en el estómago o un nudo en la garganta. Preste atención a estas señales corporales, ya que pueden proporcionarle pistas valiosas sobre su estado emocional.

Al volverse más experto en reconocer y nombrar sus propias emociones, podrá desarrollar una mayor conciencia de sí mismo y una mayor inteligencia emocional, que son esenciales para gestionar las emociones de forma eficaz.

Desarrollar empatía y comprender a los demás

La empatía es la capacidad de comprender y compartir los sentimientos de los demás y juega un papel crucial en la construcción de conexiones significativas y el fomento de relaciones saludables. Desarrollar empatía implica salir de su propia perspectiva y sintonizarse con las emociones y experiencias de los demás. A continuación se explica cómo cultivar la empatía y la comprensión:

1. Practique la escucha activa: cuando interactúe con otros, haga un esfuerzo consciente para escuchar con atención y empatía. Concéntrese en comprender su perspectiva sin interrumpir ni juzgar.

Reflexiona sobre lo que escuchas para demostrar que realmente estás escuchando y comprendiendo.

2. Ponte en su lugar: Imagínate en la posición de la persona y considera cómo te sentirías y reaccionarías en su situación. Este ejercicio puede ayudarle a desarrollar un mayor sentido de empatía y toma de perspectiva.

3. Haga preguntas abiertas: anime a otros a compartir sus pensamientos y sentimientos haciendo preguntas abiertas que inviten a la reflexión y la autoexpresión. Evite preguntas capciosas o críticas y bríndeles espacio para compartir sus experiencias a su propio ritmo.

4. Practique la empatía no verbal: preste atención a las señales no verbales, como las expresiones faciales, el lenguaje corporal y el tono de voz, para comprender mejor las emociones detrás de las palabras. Muestre empatía a través de sus propias señales no verbales, como asentir, hacer contacto y reflejar el lenguaje corporal de la persona.

5. Valide sus sentimientos: reconozca y valide los sentimientos de la otra persona, incluso si no está de acuerdo con su perspectiva. Exprese empatía y comprensión diciendo cosas como "Puedo ver por qué te sientes así" o "Parece que realmente estás luchando con esto".

6. Cultivar la compasión: cultivar un sentido de compasión y bondad hacia los demás, reconociendo que todos experimentamos dolor, sufrimiento y desafíos en la vida. Aborde las interacciones con un deseo genuino de aliviar el sufrimiento y promover el bienestar.

Al desarrollar empatía y comprensión por los demás, puede fortalecer sus relaciones interpersonales, mejorar la comunicación y crear un entorno social más compasivo y solidario.

Desarrollar la conciencia emocional es un viaje de autodescubrimiento y crecimiento que requiere práctica, paciencia y autorreflexión. Al reconocer y nombrar nuestras propias emociones y desarrollar empatía y comprensión hacia los demás, podemos cultivar una mayor autoconciencia, inteligencia emocional y habilidades interpersonales. A medida que profundizamos nuestra conciencia emocional, estamos mejor equipados para navegar las complejidades de las emociones humanas y forjar conexiones más significativas y duraderas con los demás.

Construyendo relaciones saludables

Construir y mantener relaciones saludables es esencial para nuestro bienestar emocional y calidad de vida en general. Las relaciones saludables se caracterizan por el respeto mutuo, la confianza, la comunicación y la empatía. En esta sección, exploraremos dos aspectos clave para construir relaciones saludables: habilidades de resolución de conflictos y desarrollo de empatía y respeto.

Habilidades de resolución de conflictos

El conflicto es una parte natural e inevitable de cualquier relación, pero la forma en que los manejamos puede afectar significativamente la salud y la longevidad de esas relaciones. Las habilidades de resolución de conflictos son esenciales para abordar desacuerdos, malentendidos y tensiones de una manera constructiva y respetuosa. Aquí hay algunas estrategias para desarrollar habilidades efectivas de resolución de conflictos:

1. Escucha activa: Practique la escucha activa prestando toda su atención a la otra persona y concentrándose en comprender su perspectiva. Evite interrumpir o formular su respuesta mientras están hablando. En su lugar, escuche con empatía, parafrasee sus puntos para garantizar la comprensión y haga preguntas aclaratorias si es necesario.

2. Expresarse asertivamente: La comunicación asertiva implica expresar sus pensamientos, sentimientos y necesidades de forma clara y respetuosa, sin recurrir a la agresión o la pasividad. Utilice declaraciones en primera persona para expresar sus sentimientos y evite culpar o criticar a la otra persona. Sea específico sobre el comportamiento o el problema que está causando el conflicto y concéntrese en encontrar una solución mutuamente aceptable.

3. Encontrar puntos en común: busque áreas de acuerdo o puntos en común que puedan servir como base para resolver el conflicto. Concéntrese en objetivos o intereses compartidos y explore posibles compromisos o soluciones que satisfagan las necesidades de ambas partes. Tenga la mente abierta y esté dispuesto a considerar perspectivas alternativas.

4. Manejo de las emociones: Mantenga sus emociones bajo control durante los conflictos practicando técnicas de autorregulación como respiración profunda, ejercicios de relajación o tomando un descanso si es necesario. Evite intensificar los conflictos recurriendo a ataques personales, gritos o comportamientos agresivos. En su lugar, mantenga la calma y concéntrese en encontrar una solución.

5. Buscar mediación: si no puede resolver el conflicto por su cuenta, considere buscar la ayuda de un tercero neutral, como un mediador o un consejero. Los mediadores pueden facilitar un diálogo constructivo, ayudar a las partes a explorar cuestiones subyacentes y guiarlas hacia soluciones mutuamente aceptables.

6. Aprender del conflicto: ver el conflicto como una oportunidad de crecimiento y aprendizaje en lugar de una señal de fracaso o insuficiencia. Reflexione sobre las causas subyacentes del conflicto, identifique áreas de mejora en la comunicación o la resolución de problemas y comprométase a aplicar estas lecciones en futuras interacciones.

Al desarrollar habilidades de resolución de conflictos, podrá abordar eficazmente los conflictos cuando surjan, fortalecer sus relaciones y fomentar una mayor comprensión y confianza entre usted y los demás.

Desarrollar empatía y respeto
La empatía y el respeto son elementos fundamentales de las relaciones saludables, ya que nos permiten comprender y apreciar las perspectivas, sentimientos y experiencias

de los demás. Desarrollar empatía y respeto implica cultivar una preocupación genuina por el bienestar de los demás y tratarlos con dignidad y amabilidad. Aquí le mostramos cómo desarrollar empatía y respeto en sus relaciones:

1. Practique la escucha activa: escuche activamente a los demás sin juzgarlos ni interrumpirlos, y esfuércese por comprender sus sentimientos y perspectivas. Ponte en su lugar e imagina cómo te sentirías en su situación. Muestre empatía reconociendo sus emociones y validando sus experiencias.

2. Muestre interés genuino: demuestre interés genuino en los demás haciendo preguntas abiertas, mostrando curiosidad sobre sus vidas y experiencias y participando activamente en una conversación. Exprese empatía y preocupación por su bienestar, y ofrezca apoyo y aliento cuando sea necesario.

3. Respetar los límites: Respetar los límites y el espacio personal de los demás, tanto físicos como emocionales. Evite inmiscuirse en áreas privadas o sensibles sin permiso y respete su derecho a establecer límites y hacer valer sus necesidades.

4. Practique la empatía no verbal: preste atención a las señales no verbales, como las expresiones faciales, el lenguaje corporal y el tono de voz, para comprender mejor las emociones e intenciones de los demás. Refleje su lenguaje corporal, establezca contacto y utilice habilidades de escucha atenta para transmitir empatía y respeto.

5. Celebre la diversidad: aprecie y calibre la diversidad de perspectivas, orígenes y experiencias que hacen que cada persona sea única. Abrace las diferencias culturales, los puntos de vista y las identidades, y esfuércese por crear un entorno inclusivo y de aceptación para todos.

6. Muestre bondad y compasión: demuestre bondad y compasión hacia los demás a través de sus palabras y acciones. Ofrezca apoyo, aliento y asistencia cuando sea necesario, y muestre agradecimiento por sus contribuciones y esfuerzos.

Al desarrollar la empatía y el respeto en sus relaciones, puede fomentar conexiones más profundas, generar confianza y comprensión mutua y crear un entorno social positivo y de apoyo.

Construir relaciones saludables requiere una combinación de comunicación efectiva, habilidades de resolución de conflictos, empatía y respeto. Al desarrollar habilidades y cualidades esenciales, puede cultivar relaciones más sólidas y significativas con los demás y crear una red social enriquecedora y de apoyo. Recuerde que construir relaciones saludables es un proceso continuo que requiere esfuerzo, paciencia y un compromiso de respeto y comprensión mutuos.

Cómo afrontar la ira en situaciones difíciles

La ira es una respuesta natural a situaciones desafiantes, pero la forma en que la afrontamos puede afectar en gran medida nuestro bienestar y nuestras relaciones. Aprender a gestionar la ira de forma eficaz en diversos contextos es esencial para afrontar los altibajos de la vida. En esta sección, exploraremos estrategias para afrontar la ira en situaciones desafiantes, incluido el manejo de la presión de los compañeros, el manejo de conflictos familiares y el manejo de la ira en entornos académicos y sociales.

Lidiar con la presión de grupo

La presión de grupo puede desencadenar sentimientos de ira, frustración y resentimiento, especialmente cuando implica coerción o manipulación por parte de los compañeros. Aprender a hacerse valer y tomar decisiones que se alineen con sus valores y objetivos es clave para afrontar la presión de sus compañeros de forma eficaz. Aquí hay algunas estrategias para lidiar con la presión de grupo:

1. Conozca sus valores: Tómese el tiempo para reflexionar sobre sus valores, creencias y objetivos, e identifique lo que es importante para usted. Tener un sentido claro de sus valores puede ayudarle a tomar decisiones que sean consistentes con sus principios y prioridades, incluso frente a la presión de sus compañeros.

2. Practique la asertividad: La asertividad implica defenderse y expresar sus pensamientos, sentimientos y necesidades de una manera segura y respetuosa. Practique decir "no" de manera asertiva cuando se enfrente a la presión de sus compañeros y ofrezca explicaciones o alternativas si es necesario. Recuerde que está bien priorizar su propio bienestar y valores por encima de complacer a los demás.

3. Busque apoyo: rodéese de amigos y compañeros que respeten y apoyen sus decisiones, y busque influencias positivas en su círculo social. Tener una red de apoyo de personas con ideas afines puede brindar aliento y validación al enfrentar la presión de sus pares.

4. Establezca límites: establezca límites claros con sus compañeros y comuníquese con ellos de manera asertiva. Hágales saber a los demás qué comportamientos son aceptables para usted y cuáles no, y esté preparado para hacer cumplir sus límites si los cruza. Respétate a ti mismo lo suficiente como para alejarte de situaciones que comprometan tus valores o tu integridad.

5. Practique el autocuidado: cuídese física, emocional y mentalmente para desarrollar resiliencia ante la presión de sus compañeros. Participe en actividades que le brinden alegría y satisfacción, priorice su salud y bienestar, y practique la autocompasión y la autoaceptación.

Al desarrollar habilidades de asertividad, rodearse de compañeros que lo apoyen y priorizar sus propios valores y bienestar, podrá afrontar eficazmente la presión de sus compañeros y mantener límites saludables en sus relaciones.

Manejo de conflictos familiares

El conflicto familiar es una fuente común de ira y estrés, pero también es una oportunidad para el crecimiento, la comprensión y la reconciliación. Aprender a comunicarse de forma eficaz, gestionar las emociones y encontrar puntos en común puede ayudarle a afrontar los conflictos familiares con mayor facilidad. Aquí hay algunas estrategias para manejar los conflictos familiares:

1. **Practique la escucha activa:** Escuche activamente las perspectivas y preocupaciones de los miembros de la familia sin interrumpir ni ponerse a la defensiva. Muestre empatía y comprensión y esfuércese por ver la situación desde su

punto de vista. Reflexione sobre lo que escucha para garantizar la comprensión y validar sus sentimientos.

2. Exprésate con calma: cuando expreses tus propios pensamientos y sentimientos, hazlo con calma y respeto. Evite gritar, culpar o criticar a los demás, ya que esto puede intensificar los conflictos y obstaculizar la comunicación efectiva. Utilice declaraciones en primera persona para expresar sus emociones y necesidades sin culpar a nadie.

3. Busque puntos en común: busque áreas de acuerdo u objetivos compartidos que puedan servir como base para resolver el conflicto. Concéntrese en encontrar soluciones beneficiosas para todos que aborden las necesidades y preocupaciones de todos los miembros de la familia involucrados. Esté dispuesto a comprometerse y negociar de buena fe.

4. Establezca límites: establezca límites claros con los miembros de la familia y comuníqueselos de manera asertiva. Hágales saber qué comportamientos son aceptables para usted y cuáles no, y prepárese para hacer cumplir sus límites si se violan. Respétate a ti mismo lo suficiente como para priorizar tu propio bienestar y valores.

5. Busque mediación si es necesario: si los conflictos persisten y no puede resolverlos por su cuenta, considere buscar la ayuda de un tercero neutral, como un terapeuta familiar o un mediador. Los mediadores pueden facilitar un diálogo constructivo, ayudar a las partes a explorar cuestiones subyacentes y guiarlas hacia soluciones mutuamente aceptables.

Al practicar la escucha activa, expresarse con calma, buscar puntos en común, establecer límites y buscar la mediación cuando sea necesario, podrá afrontar los conflictos familiares de manera más efectiva y fortalecer sus relaciones con sus seres queridos.

Manejo de la ira en entornos académicos y sociales

Los entornos académicos y sociales pueden ser caldo de cultivo para la ira y la frustración, especialmente cuando se enfrenta a presión académica, conflictos entre pares o desafíos sociales. Aprender a manejar la ira en estos entornos es esencial para mantener la concentración, la resiliencia y las relaciones positivas. Aquí hay algunas estrategias para manejar la ira en entornos académicos y sociales:

1. Practique el manejo del estrés: desarrolle estrategias de afrontamiento saludables para manejar el estrés académico, como la gestión del tiempo, la organización y el autocuidado. Tómate descansos cuando sea necesario, prioriza las tareas y busca apoyo de profesores, consejeros o asesores académicos si te sientes abrumado.

2. Comuníquese eficazmente: cuando se enfrente a conflictos o malentendidos en entornos académicos o sociales, comunique sus pensamientos y sentimientos de manera asertiva y respetuosa. Utilice declaraciones en primera persona para expresarse y evitar culpar o atacar a los demás. Escuche activamente las perspectivas de los demás y busque puntos en común.

3. Busque apoyo: no dude en buscar apoyo de maestros, compañeros o profesionales de la salud mental si está luchando contra la ira o el estrés en entornos académicos o sociales. Pueden ofrecer orientación, recursos y estrategias para hacer frente a la presión académica, los desafíos sociales y los conflictos interpersonales.

4. Practique la autocompasión: Sea amable y compasivo consigo mismo cuando enfrente desafíos o reveses en entornos académicos o sociales. Reconozca sus esfuerzos y logros y recuerde que está bien cometer errores o pedir ayuda. Trátese con la comprensión y empatía que le ofrecería a un amigo.

5. Desarrollar resiliencia: cultive la resiliencia ante los factores estresantes académicos y sociales enfocándose en sus fortalezas, desarrollando habilidades para resolver problemas y manteniendo una perspectiva positiva. Acepte los desafíos como oportunidades para el crecimiento y el aprendizaje, y vea los reveses como obstáculos temporales en lugar de barreras insuperables.

Al practicar el manejo del estrés, comunicarse de manera efectiva, buscar apoyo, practicar la autocompasión y desarrollar la resiliencia, puede manejar eficazmente la ira y navegar en entornos académicos y sociales con mayor facilidad y confianza.

Buscando apoyo

Buscar apoyo es un aspecto crucial para afrontar la ira y gestionar situaciones desafiantes de forma eficaz. Ya sea que esté enfrentando luchas personales, conflictos de relación o estrés académico, buscar apoyo puede brindarle orientación, validación y recursos para ayudarlo a atravesar tiempos difíciles. En esta sección, exploraremos dos vías importantes para buscar apoyo: identificar adultos y mentores de confianza, y acceder a ayuda profesional y opciones de asesoramiento.

Identificar adultos y mentores de confianza

Los adultos y mentores de confianza desempeñan un papel vital a la hora de brindar orientación, aliento y apoyo durante tiempos difíciles. Estas personas pueden ofrecerle un oído atento, consejos prácticos y validación emocional, ayudándole a obtener perspectiva y navegar a través de situaciones difíciles. A continuación se ofrecen algunos consejos para identificar adultos y mentores de confianza en su vida:

1. Miembros de la familia: Los miembros de la familia, como padres, abuelos o hermanos mayores, pueden actuar como adultos y mentores de confianza. A menudo tienen un profundo conocimiento de sus antecedentes, valores e historia personal, lo que los convierte en valiosas fuentes de apoyo y orientación.

2. Maestros y consejeros escolares: Los maestros y consejeros escolares son profesionales capacitados que pueden ofrecer apoyo y orientación en asuntos académicos y personales. Pueden proporcionar recursos, referencias y consejos prácticos para afrontar el estrés académico, los conflictos entre pares y otros desafíos.

3. Entrenadores y líderes extracurriculares: Los entrenadores, asesores de clubes y líderes extracurriculares pueden servir como mentores y modelos a seguir, ofreciendo orientación, aliento y apoyo fuera del aula. Pueden brindar oportunidades para el desarrollo de habilidades, el crecimiento personal y el desarrollo del liderazgo.

4. Líderes y mentores comunitarios: Los líderes comunitarios, como los líderes religiosos, los organizadores comunitarios o los mentores voluntarios, pueden ofrecer un valioso apoyo y orientación para afrontar los problemas comunitarios, los desafíos culturales o las luchas personales. Pueden brindar tutoría, asesoramiento o referencias a recursos comunitarios.

5. Proveedores de atención médica: Los proveedores de atención médica, como médicos, terapeutas o consejeros, pueden ofrecer apoyo y orientación para inquietudes de salud física, emocional y mental. Pueden proporcionar evaluaciones, diagnósticos y opciones de tratamiento para controlar la ira, el estrés u otros problemas psicológicos.

Al identificar adultos y mentores de confianza, busque personas que demuestren cualidades como empatía, respeto y confiabilidad. Considere su nivel de conocimientos, experiencia y disponibilidad, y elija personas en las que se sienta cómodo confiando y de quienes busque orientación.

Opciones de asesoramiento y ayuda profesional

Además de buscar el apoyo de adultos y mentores de confianza, la ayuda profesional y las opciones de asesoramiento pueden brindar asistencia especializada para controlar la ira, el estrés y otras preocupaciones psicológicas. Los consejeros y terapeutas profesionales ofrecen un espacio seguro y confidencial para explorar sus pensamientos, sentimientos y experiencias, y pueden proporcionar intervenciones basadas en evidencia para ayudarlo a sobrellevar la situación y sanar. Aquí hay algunas opciones de ayuda y asesoramiento profesional a considerar:

1. Terapia individual: La terapia individual implica reunirse individualmente con un terapeuta o consejero capacitado para explorar problemas personales, establecer metas y desarrollar estrategias de afrontamiento para controlar la ira y otras emociones. Los terapeutas pueden utilizar varios enfoques terapéuticos, como la terapia cognitivo-conductual (TCC), la terapia dialéctica conductual (DBT) o la terapia basada en la atención plena, para abordar preocupaciones específicas y promover el bienestar emocional.

2. Terapia de grupo: La terapia de grupo implica reunirse con un pequeño grupo de compañeros que comparten preocupaciones o luchas similares, facilitado por un terapeuta o consejero capacitado. La terapia de grupo brinda oportunidades para el apoyo de pares, la validación y la toma de perspectiva, y puede ser especialmente beneficiosa para aprender nuevas habilidades de afrontamiento, practicar interacciones sociales y obtener conocimientos de las experiencias de otros.

3. Terapia familiar: La terapia familiar implica reunirse con un terapeuta o consejero como unidad familiar para abordar conflictos en las relaciones, problemas de comunicación y dinámica familiar. La terapia familiar proporciona un entorno seguro y de apoyo para explorar patrones de interacción, resolver conflictos y fortalecer los vínculos familiares.

4. Asesoramiento en línea: Las plataformas de asesoramiento en línea ofrecen opciones convenientes y accesibles para recibir asesoramiento y apoyo de terapeutas o consejeros autorizados por teléfono, vídeo o comunicación por texto. El asesoramiento en línea puede ser una opción adecuada para las personas que prefieren la flexibilidad y privacidad de las sesiones de terapia virtual.

5. Evaluación psiquiátrica y manejo de medicamentos: en algunos casos, la ira y otras preocupaciones psicológicas pueden estar relacionadas con condiciones de salud mental subyacentes, como depresión, ansiedad o trauma. Una evaluación psiquiátrica realizada por un psiquiatra calificado o una enfermera especializada en psiquiatría puede proporcionar una evaluación de diagnóstico, administración de medicamentos y opciones de tratamiento adaptadas a sus necesidades individuales.

Al considerar opciones de asesoramiento y ayuda profesional, es importante investigar y elegir proveedores que tengan licencia, experiencia y conocimiento en el tratamiento de la ira y las preocupaciones relacionadas. Considere factores como el costo, la cobertura del seguro, la ubicación y las calificaciones del terapeuta, y no dude en solicitar una consulta o evaluación inicial para determinar si un proveedor es el adecuado para usted.

Buscar el apoyo de adultos de confianza, mentores y consejeros profesionales es un aspecto importante para afrontar la ira y gestionar situaciones desafiantes de forma eficaz. Ya sea que esté enfrentando luchas personales, conflictos de relación o estrés académico, buscar apoyo puede brindarle orientación, validación y recursos valiosos para ayudarlo a atravesar tiempos difíciles. Recuerde que buscar apoyo es un signo de fortaleza, no de debilidad, y que no tiene que enfrentar los desafíos solo. Al buscar apoyo y orientación, puede desarrollar resiliencia, ganar perspectiva y desarrollar estrategias de afrontamiento efectivas para controlar la ira y promover el bienestar emocional.

Avanzando

Mientras trabaja para controlar la ira y afrontar situaciones desafiantes, es esencial concentrarse en seguir adelante y tomar medidas proactivas para promover el crecimiento y el bienestar personal. Establecer objetivos para el manejo de la ira y participar en la reflexión y la mejora continua son componentes clave de este proceso. En esta sección, exploraremos cómo establecer metas y reflexionar sobre sus experiencias puede ayudarlo a avanzar en su viaje hacia una expresión emocional y relaciones interpersonales más saludables.

Establecer objetivos para el manejo de la ira

Establecer objetivos específicos, mensurables, alcanzables, relevantes y con plazos determinados (INTELIGENTES) para el manejo de la ira puede proporcionar dirección y motivación para sus esfuerzos por cambiar y crecer. Estas metas pueden variar desde objetivos a corto plazo hasta aspiraciones a largo plazo, y deben adaptarse a sus necesidades, preferencias y circunstancias individuales. Aquí hay algunos ejemplos de objetivos INTELIGENTES para el manejo de la ira:

1. Meta a corto plazo: "Practique ejercicios de respiración profunda y relajación durante 10 minutos cada día para reducir el estrés y evitar que la ira aumente".

2. Meta a mediano plazo: "Asistir a un taller de seis semanas sobre manejo de la ira para aprender nuevas estrategias de afrontamiento y habilidades de comunicación para manejar la ira en situaciones desafiantes".

3. Meta a largo plazo: "Desarrollar habilidades saludables para la resolución de conflictos y mantener relaciones positivas con los miembros de la familia asistiendo regularmente a sesiones de terapia familiar y practicando la comunicación abierta".

Al establecer objetivos para el manejo de la ira, es importante dividirlos en pasos más pequeños y manejables y celebrar su progreso a lo largo del camino. Sea flexible y adaptable al ajustar sus objetivos según sea necesario en función de sus necesidades y circunstancias cambiantes, y no se desanime ante los contratiempos u obstáculos. Recuerde que el cambio requiere tiempo y esfuerzo, y que cada paso adelante es un paso hacia un gran bienestar emocional y resiliencia.

Reflexión y mejora continua

La reflexión es una herramienta poderosa para la autoconciencia, el aprendizaje y el crecimiento. Si se toma el tiempo para reflexionar sobre sus experiencias, pensamientos y comportamientos, podrá comprender las causas subyacentes de su enojo, identificar patrones y desencadenantes y desarrollar estrategias para manejar el enojo de manera más efectiva. A continuación se presentan algunas estrategias para la reflexión y la mejora continua:

1. Lleve un diario: lleve un diario donde pueda registrar sus pensamientos, sentimientos y experiencias relacionadas con la ira y su manejo. Utilice el diario como una oportunidad para la autorreflexión, la exploración y la resolución de problemas, y revise sus entradas con regularidad para realizar un seguimiento de su progreso e identificar áreas de mejora.

2. Busque comentarios: pida comentarios a amigos, familiares o mentores de confianza sobre sus esfuerzos para controlar la ira. Pueden ofrecer ideas, perspectivas y sugerencias valiosas para afrontar la ira de forma más eficaz, y su apoyo puede proporcionarle aliento y motivación para su viaje.

3. Evalúe sus estrategias: evalúe periódicamente la eficacia de sus estrategias de manejo de la ira y sus mecanismos de afrontamiento. Evalúe qué está funcionando bien y qué podría mejorarse, y esté dispuesto a experimentar con nuevos enfoques y técnicas basados en sus conocimientos y comentarios.

4. Celebre el éxito: Celebre sus éxitos y logros, por pequeños que parezcan. Reconozca y reconozca su progreso en el manejo de la ira y el logro de sus metas, y utilice las victorias como motivación para continuar avanzando en su viaje de crecimiento y desarrollo personal.

5. Practica la autocompasión: sé gentil y compasivo contigo mismo mientras navegas por los altibajos del manejo de la ira. Acepte que los contratiempos y los desafíos son una parte natural del proceso y trátese a sí mismo con amabilidad, comprensión y paciencia mientras trabaja hacia un cambio positivo.

Al participar en la reflexión y la mejora continua, puede profundizar su autoconciencia, refinar sus habilidades de afrontamiento y cultivar una mayor resiliencia en el manejo de la ira y los desafíos relacionados. Abrace el proceso de crecimiento y aprendizaje, y confíe en su capacidad para superar obstáculos y prosperar frente a la adversidad.

Establecer objetivos para el manejo de la ira y participar en la reflexión y la mejora continua son pasos esenciales para avanzar en su viaje hacia una expresión emocional y relaciones interpersonales más saludables. Al establecer objetivos INTELIGENTES, celebrar el éxito y aprender de los reveses, puede trazar un rumbo hacia una mayor autoconciencia, bienestar emocional y resiliencia. Recuerde que el cambio es un proceso gradual y que cada esfuerzo que haga para controlar la ira de manera más efectiva lo acercará a vivir una vida caracterizada por la paz, el equilibrio y la plenitud.

Conclusión

En conclusión, "Manejo de la ira para varones adolescentes" no es sólo una guía; es una hoja de ruta hacia el empoderamiento, la resiliencia y el crecimiento. A lo largo de este viaje, exploramos las profundidades de la ira, aprendimos estrategias para una gestión eficaz y aceptamos la importancia de buscar apoyo y superación personal continua.

Desde comprender las raíces de la ira hasta desarrollar empatía, habilidades de comunicación y mecanismos de afrontamiento, cada capítulo ha sido un trampolín hacia una mayor inteligencia emocional y relaciones más saludables. Hemos atravesado situaciones desafiantes, reconociendo los reveses como oportunidades para aprender y crecer.

Al cerrar este libro, recuerde que controlar la ira no se trata de suprimir las emociones, sino de aprovechar su poder de manera constructiva. Se trata de reconocer los factores desencadenantes, abrazar la autoconciencia y elegir cómo responder con intención e integridad.

No estás definido por tu ira; estás definido por cómo te elevas por encima de ello. Abraza el viaje del autodescubrimiento, celebra tus victorias y muestra compasión hacia ti mismo a lo largo del camino.

Que este libro te sirva como un faro de esperanza y guía mientras navegas por las complejidades de la adolescencia y emerges más fuerte, más sabio y más resiliente que nunca. El camino a seguir puede ser desafiante, pero con coraje, determinación y las herramientas que ha adquirido, tiene el poder de crear un futuro lleno de paz, comprensión y potencial ilimitado.

Recuerde: no está solo y su viaje hacia el manejo de la ira es un testimonio de su fuerza, coraje y capacidad de crecimiento. Abrace las lecciones aprendidas, llévelas

adelante y avance con valentía hacia el
brillante futuro que le espera.